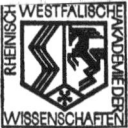

Rheinisch-Westfälische Akademie der Wissenschaften

Natur-, Ingenieur- und Wirtschaftswissenschaften   Vorträge · N 389

Herausgegeben von der
Rheinisch-Westfälischen Akademie der Wissenschaften

OTTO D. CREUTZFELDT
Die wissenschaftliche Erforschung des Gehirns:
Das Ganze und seine Teile

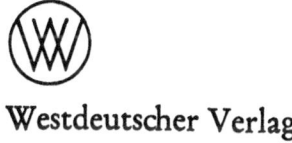

Westdeutscher Verlag

Preis der Landesregierung Nordrhein-Westfalen zur Förderung
von Arbeiten zum Ersatz oder zur Einschränkung von Tierversuchen.
Verleihung am 6. Dezember 1989 im Karl-Arnold-Haus, Haus der Wissenschaften
im Rahmen einer Sonderveranstaltung beider Akademie-Klassen

Die Deutsche Bibliothek – CIP-Einheitsaufnahme

Creutzfeldt, Otto:
Die wissenschaftliche Erforschung des Gehirns: das Ganze und seine Teile: [Preis der Landesregierung Nordrhein-Westfalen zur Förderung von Arbeiten zum Ersatz oder zur Einschränkung von Tierversuchen] / Otto D. Creutzfeldt. – Opladen: Westdt. Verl., 1991
  (Vorträge / Rheinisch-Westfälische Akademie der Wissenschaften: Natur-, Ingenieur- u. Wirtschaftswissenschaften; N 389)
  ISBN-13: 978-3-531-08389-6   e-ISBN-13: 978-3-322-85334-9
  DOI: 10.1007/978-3-322-85334-9
NE: Rheinisch-Westfälische Akademie der Wissenschaften (Düsseldorf): Vorträge / Natur-, Ingenieur- und Wirtschaftswissenschaften

Der Westdeutsche Verlag ist ein Unternehmen der Verlagsgruppe Bertelsmann International.

© 1991 by Westdeutscher Verlag GmbH Opladen
Herstellung: Westdeutscher Verlag

ISSN 0066-5754
ISBN-13: 978-3-531-08389-6

Inhalt

Ludwig E. Feinendegen, Jülich
Laudatio auf die Träger des Preises der Landesregierung
Nordrhein-Westfalen zur Förderung von Arbeiten
zum Ersatz oder zur Einschränkung von Tierversuchen

1. Einführung	7
2. Die Preisträger	8

Otto D. Creutzfeldt, Göttingen
Die wissenschaftliche Erforschung des Gehirns:
Das Ganze und seine Teile

1. Probleme des Forschens	15
2. Die Aufgliederung von Hirnfunktionen	17
3. Die Elemente von Hirnfunktionen	18
4. Ein Beispiel aus der Krankheitsforschung: Die Alzheimer'sche Erkrankung	20
5. Rezeptorspezifität	22
6. Verteilung von Funktionen in der Hirnrinde als Bedingungen mentaler Leistungen	23
7. Das Gehirn als Kontrollsystem	27
8. Verteilte Hirnfunktionen und einheitliches Bewußtsein	29

Laudatio

auf die Träger des Preises der Landesregierung
Nordrhein-Westfalen zur Förderung von Arbeiten zum Ersatz
oder zur Einschränkung von Tierversuchen

von *Ludwig E. Feinendegen*, Jülich

1. Einführung

Der Preis des Landes Nordrhein-Westfalen zur Förderung von Arbeiten zum Ersatz oder zur Einschränkung von Tierversuchen hat erfreulicherweise eine große Zahl interessanter Untersuchungen bekannt gemacht, von denen das Auswahlkomitee der Akademie der Landesregierung drei verschiedene Entwicklungen als gleichwertig und auszeichnungswürdig vorgeschlagen hat. In ihrem Bemühen, die besten Arbeiten zur Würdigung zu bringen, hat das Komitee neben den einwandfrei erkennbaren Möglichkeiten zur Verringerung von Tierversuchen die experimentelle Originalität, Qualität der durchgeführten Arbeit und Validierung der Untersuchungsergebnisse besonders beachtet.

In der Tat, die nach wie vor nahezu exponentiell wachsende Vielfalt der wissenschaftlichen Erkenntnisse zur Struktur und Funktion lebender Systeme auf der zellulären und molekularen Ebene biologischer Organisationen zwingt zur sorgfältigen Prüfung, ob in allen Fällen Tiere für einen Wissensgewinn geopfert werden sollten.

Wenn auch im Anfang der tierexperimentellen Untersuchungen die Neugier auf die Struktur und das Zusammenwirken komplexer biologischer Vorgänge wesentlicher Impuls war, zwang doch die zunehmende Produktion und Verbreitung von giftigen Substanzen in der Umgebung des Menschen, diejenigen Grenzwerte für Substratkonzentrationen festzulegen, die ohne Gefahr für die menschliche Gesundheit in der Umwelt, am Arbeitsplatz oder in der Form von genutzten Medikamenten vertretbar waren. Neben den Aufgaben der Toxikologie und denen der Pharmakologie auch zur Prüfung der optimalen Menge zur Erzielung eines Heileffektes einer bestimmten Substanz war es das Anliegen der Grundlagenforscher, am lebenden Organismus des Tieres die Funktion einzelner Strukturelemente im Zusammenspiel des ganzen Systems zu analysieren, wobei epochemachende Entdeckungen gelangen. Ohne Zweifel wäre der Gesundheitszustand der Bevölkerung heute nicht auf dem von uns so geschätzten hohen Niveau, hätte das Tierexperiment nicht die Wege zur verbesserten Diagnostik und Therapie von Erkrankungen gewiesen.

Im Gegensatz zu leblosen Materialien zeichnen sich lebende biologische Systeme dadurch aus, daß sie in kaskadenförmiger Komplexität von niederen zu höheren Organisationsebenen Interaktionen aufweisen, zum einen zwischen den Elementen auf einer gegebenen Ebene, z. B. der molekularen oder der zellulären Organisationsebene, und zum anderen zwischen diesen Ebenen, sozusagen vertikal zum Gesamtorganismus hin. Solche komplexen horizontalen wie vertikalen Interaktionen, auf und zwischen verschiedenen Organisationsebenen biologischer Systeme, durch Untersuchungsanordnungen zu ersetzen, die auf Tierexperimente verzichten, ist eine besondere Herausforderung. Diese anzunehmen und hier praktikable Lösungen vorzuschlagen, fördert der vom Land Nordrhein-Westfalen gestiftete Preis.

Die durch diese Initiative angeregten Forschungen haben in der Tat eine doppelte Konsequenz:

1. Sie vermindern die Zahl der für einen Erkenntnisgewinn vor allem für die menschliche Gesundheit notwendigen Tierversuche.

2. Sie fördern die disziplinierte Konzentration der Untersuchungen auf wesentliche Aspekte innerhalb eines biologischen Systems, ohne dabei behaupten zu wollen, mit diesen definierten Analysen in holistischer Weise das Wesen der vielfältigen und komplexen biologischen Funktionen aufzuklären. Wenn das Ganze mehr ist als nur die Summe der Teile, bleibt schließlich nur der holistische Ansatz zur Systemanalyse als der schließlich notwendige Weg, dem allerdings solche Forschungen wie die preisgekrönten Arbeiten in möglichst großer Breite vorgeschaltet sein sollten.

2. Die Preisträger

Der vom Land Nordrhein-Westfalen gestiftete Preis wird an drei Gruppen vergeben für wissenschaftliche Arbeiten, welche dazu führen können, Tierversuche zu ersetzen bzw. einzuschränken, und zwar auf dem Gebiet der Prüfung der Wirkung von giftigen Substanzen auf lebende Zellen, zur Erkennung von solchen Substanzen, die durch Stoffwechselveränderungen im Körper giftig werden können, und schließlich zur Messung molekularbiologisch-biochemischer oder elektrophysiologischer Reaktionen in lebenden Zellen, deren Funktionen normalerweise nur im intakten lebenden Tier erfaßt werden können.

Wenn lebende Zellen, wie die Epithelzellen der Hornhaut des Auges, Zellgiften aus der Umwelt ausgesetzt werden, so kommt es zu Reaktionen, die schließlich das ganze Gewebe nachhaltig beeinflussen. Das Ausmaß der Schädigung der Einzelzelle im System steigt nach Überschreiten einer Konzentrationsschwelle des giftigen Stoffes schnell an, um schließlich den maximalen Schaden, nämlich den Zelltod, auszulösen. Dabei reagieren die Zellen aufgrund ihrer biologischen Variabilität nicht alle gleichzeitig. So steigt die Zahl der toten Zellen nach Überschreiten des gegebenen Konzentrationsschwellenwertes mit der Konzentration des Giftes praktisch linear an. Wird ein bestimmter Prozentsatz der Zellen getötet, bricht das Gewebe zusammen, und das Organ erleidet als Ganzes einen Schaden. Die Besonderheit der Propagation eines Schadens von der zellulären Ebene auf die Organebene wird durchweg in Untersuchungen an Tieren ermittelt; dabei werden Eingriffe in das ungestörte Zusammenspiel der Regulationen zwischen Molekülen in Zellen und zwischen den Zellen in Organsystemen dann relevant, wenn der Gesamtorganismus bedroht wird.

Es ist das Verdienst von Herrn Privatdozent Dr. *Christian Hartmann* und seinem früheren Mitarbeiter, Herrn Dr. *Peter Rieck,* ein Verfahren entwickelt zu haben, das sowohl den Schwellenwert eines Giftstoffes für eine Zellschädigung einerseits, wie auch die Zahl der vom Giftstoff schwerstgeschädigten, d.h. abgetöteten Zellen im Organsystem andererseits mit großer Genauigkeit zu bestimmen vermag.

Die dafür von den Preisträgern verwendete Methode ist das Ergebnis langwieriger und sorgfältiger Prüfungen, um mit Hilfe eines Farbstoffes geschädigte Zellen selektiv einerseits anzufärben und andererseits wiederum den aufgenommenen Farbstoff selektiv mit Hilfe eines bestimmten Lösungsmittels – nach Abwaschen der nichtbenutzten Farbe – zurückzugewinnen. Unter zahlreichen Farbstoffen wurde schließlich das basische Janus-Grün gefunden, mit dem sich die gewünschten Messungen an von Schlachthöfen erhaltenen Hornhautepithelzellen durchführen ließen. Der von den geschädigten Zellen zurückgewonnene Farbstoff kann für eine längere Zeit ohne Zersetzung aufbewahrt werden, so daß schließlich größere Serien ökonomisch ausgemessen werden können. Wesentlich war die Erstellung zellspezifischer Eichkurven, mit deren Hilfe das Ausmaß des Gewebeschadens durch die Zahl getöteter Zellen exakt quantifiziert werden konnte.

Die Methode hat den Vorzug der objektiven Messung, die von persönlichen Interpretationen unabhängig ist; darüber hinaus ist die Technik relativ einfach und zeitsparend und läßt sich schließlich auf zahlreiche verschiedene Zellsysteme anwenden. Auf diese Weise konnte das Ausmaß des Gewebeschadens bei experimenteller Chirurgie, nach Applikation verschiedener Lösungen, Inkubationsmedien usw. getestet werden. Auch Materialien zur möglichen Herstellung von Kontaktlinsen konnten mit der entwickelten Methode auf ihre Verträglichkeit hin geprüft werden. Eine dritte Kategorie betrifft die Prüfung von Pharmaka, die zur Behandlung bösartiger Erkrankungen dienen sollen, z.B. die Prüfung des das Zellwachstum hemmenden Medikamentes Daunomyzin, welches bei den kaum proliferierenden Endothelzellen, z. B. der intakten Hornhaut, keine nennenswerten Schäden auslöste, im Gegensatz zur Reaktion proliferierender Zellen in Kultur.

Die entwickelte Technik der Prüfung von Zelltod mit Hilfe des differentiell auswaschbaren Farbstoffs Janus-Grün verspricht eine breite Anwendung in der Toxizitätsprüfung an Säugetierzellen mit sehr guter Quantifizierung des Schadensausmaßes im multizellulären System in Abhängigkeit von der Konzentration des giftigen Agenz. Mit ihrer Arbeit haben die Preisträger wesentlich dazu beigetragen, bei der Prüfung auf Giftigkeit zahlreicher Chemikalien und physikalischer Interventionen auf das Tiermodell zu verzichten.

- - -

Die zweite Gruppe von Preisträgern, Professor Dr. *Franz Oesch* und Dr. *Johannes Döhmer,* konzentrierte ihre Studien auf eine spezielle Klasse von Schadstoffen, welche durch enzymatisch gesteuerten Umbau in einer Zelle zu gefährlichen, mutationsauslösenden Substanzen werden. So ist wohlbekannt, daß zahlreiche organische Verbindungen meist zyklischer Natur nach Eindringen in die Zelle durch Enzymaktivität umgebaut werden und die befallene Zelle dann zur Krebszelle transformieren können. Solche potentiellen, krebsauslösenden Schadstoffe bleiben völlig unwirksam, wenn das für den molekularen Umbau erforderliche Enzym in der Zelle nicht vorhanden ist.

Ein bekanntes Beispiel für diese Besonderheit ist der Umbau von zyklischen Kohlenwasserstoffen aus Tabakrauch in denjenigen Zellen, welche die Luftröhre und die Bronchien von innen auskleiden, d. h. in den Ephitelzellen des Atmungstraktes. Nach ihrem Umbau können die genannten Schadstoffe Krebs auslösen. Aber nicht alle Personen verfügen über ein für den Umbau zyklischer Kohlenwasserstoffe notwendiges Enzym. Nur bei Vorhandensein des Enzyms kommt es zu einer erhöhten Wahrscheinlichkeit des Bronchialkrebses als Folge des Inhalierens von Tabakrauch; wir alle kennen Kettenraucher, die bei guter Gesundheit für die relative Harmlosigkeit des Zigarettenrauchens vorgezeigt werden.

Es ist somit ein wichtiges Anliegen, die möglicherweise krebsauslösende Wirkung von bestimmten Schadstoffklassen in leicht zu gewinnenden Zellsystemen zu testen, ohne daß es notwendig wäre, von vornherein Tierversuche zu machen. Hierbei ist das Dilemma, daß in Kultur zu haltende Zellen die spezielle Enzymaktivität nicht haben.

So ist es das große Verdienst von Herrn Professor *Oesch* und Herrn Dr. *Döhmer,* daß sie mit Hilfe gentechnischer Verfahren leicht in Kultur zu züchtende chinesische Hamsterzellen mit Enzymen auszustatten begonnen haben, welche für die Prüfung potentiell krebsauslösender Schadstoffe wesentlich sind. Es gelang den Preisträgern und ihren Mitarbeitern, das Gen für ein Enzym der Monooxygenasegruppe, das auch unter dem Namen Cytochrom P-450 II B1 bekannt ist, in die Zellkern-DNA chinesischer Hamsterzellen einzubauen und nachzuweisen, daß von solchen Enzymen verwandelbare Schadstoffe tatsächlich in diesen Zellen eine Veränderung des genetischen Codes bewirken. Hierzu benutzten die Autoren als Schadstoffe zum einen das potentiell krebsauslösende Aflatoxin B1 sowie N-Methyl N-Nitro N-Nitrosoguanidin. Danach testeten sie auch die enzymatische Veränderung von Testosteron und konnten die hohe Spezifizität dieser Reaktion nachweisen. Die Konversion des Testosterons in diesen Zellen wurde durch keine anderen Enzyme gestört und verhielt sich als stabiler Prozess in den in Kultur gezüchteten Zellen. – Im lebenden Tier kommt dieses Enzym vor allem in der Leber vor, wo es sich durch Phenobarbital besonders induzieren läßt.

Die Preisträger weisen darauf hin, daß in ähnlicher Weise sich weitere Gene für andere spezifische Enzyme für die Umwandlung von Schadstoffen in krebserzeugende Substanzen mit Hilfe gentechnischer Verfahren in die chinesische Hamsterzelle in Kultur einschleusen lassen, um somit für toxische Untersuchungen zur Verfügung zu stehen. So können wichtige Vorinformationen geliefert werden, welche allerdings die biologische Komplexität tierischer Organsysteme einschließlich ihres Immunsystems nicht ersetzen.

Gerade angesichts der großen und weiter ansteigenden Zahl von möglicherweise krebsauslösenden Substanzen sind leicht zu züchtende und zu pflegende Kulturzellen im künstlichen Nährmedium mit den ihnen durch die Gentechnik vermittelten verschiedenen spezifischen Enzymen, z. B. vom Typ der Monooxygenase, für Reihenuntersuchungen vielversprechend und dürften den Umfang von Tierexperimenten für diese Art von Serienuntersuchungen zur Krebsprävention erheblich reduzieren.

– – –

Generell ist es nicht einfach, solche biochemischen Reaktionen in Kulturzellen zu untersuchen, die einer lebenden Zelle im intakten Organismus des Tieres ihre besondere Funktion verleihen. Dies kommt daher, daß tierische Zellen, wenn sie in ein Kulturmedium zur Vermehrung gebracht werden, viele ihrer eigentlichen spezifischen Funktionen, welche sie im Tier auszeichnen, verlieren. Erhebliche Fortschritte sind mit einigen Zellinien gelungen, wie mit Nervenzellen und auch Muskelzellen, wobei jedoch stets die Einschränkung in Kauf genommen werden mußte, daß ein Teil der Besonderheit der Zellen unter Kulturbedingungen verschwand. Dies ist auch der Fall mit Herzmuskelzellen, welche sich im lebenden Organismus rhythmisch zusammenziehen und damit die Herzpumpleistung aufrechterhalten, aber unter Kulturbedingungen bewegungslos bleiben.

Die Herren Professor Dr. *H. Kammermeier* und Dr. *H. Rose*, die dritte hier genannte Gruppe der Preisträger, haben sich mit einer Erfindung verdient gemacht, welche Kulturbedingungen für Herzmuskelzellen schafft, die sehr ähnlich den Bedingungen im lebenden Organismus sind und Stoffwechseluntersuchungen unter rhythmischen Kontraktionen der Zellen ermöglichen. Gerade bei der Kontraktion entfaltet die Herzmuskelzelle elektrophysiologische und biochemische Reaktionen, deren Analyse nicht nur von grundlegendem wissenschaftlichem Interesse ist, sondern gerade für die Entwicklung von Medikamenten bzw. für die Erkennung von Schadstoffen ganz und gar wesentlich ist.

Ohne Zweifel, wenn heute Krankheiten des Herzens, vor allem des Herzmuskelstoffwechsels, im Gefolge von Sauerstoffmangelversorgung, von Entzündungen, von Vergiftungen oder von unerklärten biochemischen Entgleisungen in der Zelle verständlicher, behandelbarer und auch zumindest zum Teil heilbar geworden sind, so ist dies auf eine nahezu unendlich große Zahl von Tierexperimenten zurückzuführen.

Die Besonderheit der preiswürdigen Arbeit von Professor *Kammermeier* und Dr. *Rose* ist die Konstruktion eines Kulturgefäßes mit einem Pulsgenerator, welches die in Kultur befindlichen isolierten Herzmuskelzellen der Ratte zur rhythmischen Kontraktion bringen kann. Die elektrisch stimulierten, sich kontrahierenden Herzmuskelzellen in Kultursuspension können so auf ihren Stoffwechsel getestet werden, und zwar in Abhängigkeit von der Frequenz und der Stärke der Kontraktion mit und ohne sekundäre medikamentöse Intervention. Zum Beispiel konnten die Preisträger eindeutig nachweisen, daß in der sich kontrahierenden Zelle der Zuckertransport über die Membran in die Zelle beschleunigt war im Vergleich zur Situation der ruhenden Zelle. Dies zeigt eine Optimierung der Nutzung des Nährangebots in der schlagenden Herzmuskelzelle, und zwar schon im Bereich des sogenannten enzymgesteuerten aktiven Transportes an der Zellmembran und nicht allein im weiteren Verlauf der Substratnutzung für den Energiegewinn. Hierbei war nicht die Menge des vorhandenen transportierenden Enzyms, sondern die Affinität des Substrats für das Transportenzym als wichtigster Regulationfaktor differenzierbar. Des weiteren bestätigte sich in den Experimenten eindeutig die vom schlagenden Herzen im lebenden Tier her bekannte Korrelation zwischen Sauerstoffverbrauch und Ausmaß der Muskelzellkontraktion bzw. der Kontraktionsfrequenz. Ähnliche Korrelationen wurden für den Stoffwechsel der Glukose, der Fettsäuren und des Laktats gefunden. Damit haben die Preisträger nachgewiesen, daß die isolierten Herzmuskelzellen von erwachsenen Tieren nicht nur dem lebenden Herzmuskel äquivalent sind, sondern gelegentlich wohl auch überlegene Systeme zum genauen Studium der biochemischen und elektrophysiologischen Eigenschaften im schlagenden Herzen darstellen.

Da Herzmuskelzellen sich in Kultur nicht teilen, müssen für jedes Experiment neue Präparate angefertigt werden. Dabei zeigten die Preisträger, daß ein erwachsenes Herz der Ratte ausreicht, um mit der neuen Stimulationskammer mindestens fünf, bis zu zwanzig verschiedene Experimente durchzuführen. Dies läßt erwarten, daß die Zahl von Tierexperimenten für die kardiologische Grundlagenforschung ebenso wie für pharmakologische Serienforschung erheblich reduziert werden kann.

Die drei hier und heute auszuzeichnenden Arbeitsgruppen haben sich nicht nur um die Verbesserung der Grundlagenforschung durch Fokussierung der Messungen auf relativ einfache Systeme bemüht, sie haben vielmehr darüber hinaus in der Wahl ihrer Versuchsanordnung erheblich dazu beigetragen, für die Beantwortung bestimmter Fragestellungen die Zahl von Tierversuchen einzuschränken oder diese zu ersetzen, wobei sowohl die Toxikologie im allgemeinen und im spezifischen Sinne, als auch die Pharmakologie, die Biochemie und Elektrophysiologie des Herzens erheblich bereichert werden konnten. Ich erlaube mir, den hier anwesenden sechs Preisträgern meine herzlichen Glückwünsche zu übermitteln.

Die wissenschaftliche Erforschung des Gehirns: Das Ganze und seine Teile

von *Otto D. Creutzfeldt*, Göttingen

Ich freue mich, bei Gelegenheit dieser Preisverleihung zu Ihnen sprechen zu dürfen, und mein Gruß und Glückwunsch geht zunächst an die Preisträger. Wissenschaftliche Preise sind eine schöne und ehrwürdige Einrichtung. Sie nutzen der Wissenschaft, da sie aus der Flut der Veröffentlichungen immer wieder einzelne Aspekte ins Licht heben. Sie sind auch ein Ansporn für Wissenschaftler insgesamt und gleichzeitig für den Empfänger eine unerwartete Belohnung für das, was zu tun er sich sowieso verpflichtet hat, nämlich gut zu forschen. Den Preisgeber wiederum ehrt das Anliegen, nämlich die Wissenschaft insgesamt oder ein bestimmtes Forschungsprojekt herauszuheben, wie eine Krankheit zu bekämpfen oder ein bestimmtes Natur- oder Gesellschaftsphänomen besser zu verstehen. Der Stifter nimmt damit die Wissenschaft beim Wort und versucht, sie auf besondere Probleme anzusetzen. Der heute vergebene Preis wurde ausgeschrieben für die Entwicklung von Methoden, um „Tierversuche, insbesondere an Säugetieren, zu ersetzen oder einzuschränken". Dies ist ein berechtigtes Anliegen, soweit Tierversuche zur toxikologischen und pharmakologischen Testung von Substanzen betroffen sind, die zur Sicherheit von Mensch, Tier und Pflanzen notwendig sind. Er würde sein Ziel verfehlen, wenn er suggerieren würde, daß zur Wahrheitsfindung auf die Untersuchung des gesamten Organismus in Lehre und Wissenschaft verzichtet werden kann. Die biologischen Wissenschaften bedienen sich einer Vielfalt von Methoden, und diese Methoden ergänzen sich, ersetzen sich allerdings in der Regel nicht in vollem Maß. Sie führen uns aber gleichzeitig auch an Grenzen unseres Verständnisses der Natur, das auch durch unser Erleben dieser Natur bestimmt ist. Ich möchte dies im folgenden an Beispielen aus der Hirnforschung erläutern, sowohl aus dem Bereich der Krankheits- als auch der Grundlagenforschung.

1. Probleme des Forschens

Es ist das Ziel jeder wissenschaftlichen Forschung, komplexe Phänomene unserer Welt auf einfache und allgemein gültige Einzelmechanismen zu reduzieren. Diese Reduktion muß den Gegenstand der Forschung notwendigerweise verfremden und das Phänomen selbst, wie es sich uns in unserer Lebenswelt darstellt, dieser ganz entziehen:

> „Wer will was Lebendigs erkennen und beschreiben;
> Sucht erst den Geist herauszutreiben,
> Dann hat er die Teile in seiner Hand,
> Fehlt, leider! nur das geistige Band.
> *Encheiresin naturae* nennts die Chemie,
> Spottet ihrer selbst und weiß nicht wie" (J. W. Goethe, Faust).

Reduktionismus ist zwar der einzige Weg, tiefer in die Zusammenhänge und Gesetze der Natur einzudringen, ist aber gleichzeitig auch der Grund zur Skepsis gegenüber der Wissenschaft. „Wir fühlen, daß, selbst wenn alle wissenschaftlichen Fragen beantwortet sind, unsere Lebensprobleme noch gar nicht berührt sind" (Wittgenstein). Die sich aus dem reduzierten Modell ergebende Hypothese für das Ganze bedarf denn auch der Bestätigung oder Falsifikation am intakten System, soweit dies überhaupt möglich ist.

Die Skepsis gegenüber der Forschung wird noch zusätzlich genährt durch die Gefahr, daß die Erkenntnis von Grundmechanismen in der Natur dem Menschen Werkzeuge in die Hand gibt, die Natur zu seinem eigenen vermeintlichen Vorteil zu beherrschen, einer Versuchung, der er auf Grund seiner eigenen Natur nicht widerstehen kann. Er läuft damit Gefahr, die Rahmenbedingungen, in der Natur überhaupt möglich ist, aus Eigennutz zu verändern und schließlich zu zerstören.

Dies alles trifft in höchstem Maße gerade dann zu, wenn sich die Forschung den Grundmechanismen des Lebens zuwendet und Leben selbst nur noch als Mechanismus begreift. Hier stellt sich nicht nur die Frage nach den Folgen, sondern auch nach der Berechtigung zur Forschung an dem Gegenstand selbst. Damit ist dies keine primär wissenschaftliche Frage mehr, sondern eine ethische, in der es um Werte und die moralische Bewertung, schließlich den Stellenwert des Forschens selber in einem System und in einer Skala der Werte geht. Dieses Wertesystem muß sich auf gewisse Primate gründen, wie dem Recht des Menschen auf Freiheit und Leben, der Vermeidung von Leiden und der Erhaltung der Natur, muß aber auch das Recht anderer Menschen und Lebewesen zu Leben und Glück berücksichtigen. Es gründet damit im Selbstverständnis des Menschen und in seinem Verständnis von der Ordnung der Natur und der Gesellschaft. Damit ist das Wertesystem aber auch vom Stand seines *Wissens* um sich selbst und die Natur abhängig, und kommt in einer Zeit der Aufklärung nicht ohne Aufklärung durch Wissenschaft aus.

Das Fragen nach dem, was unsere Welt und die Natur zusammenhält, also die Forschung, gehört auch zur Natur des Menschen und ist damit Teil dieser Werteskala. Sie liegt, wie ich meine, in deren oberen Bereich. Jeder muß sich mit solchen ethischen Problemen auseinandersetzen und seine eigenen Überzeugungen stets selbst hinterfragen und in Frage stellen lassen. Er wird dabei erkennen, daß auch Ethik nicht ohne Kompromisse auskommen kann. Zweifellos ist auch die Verwendung von Tieren als Nutztier zur Arbeit, zur Nahrung und auch in der Wissenschaft ein solcher Kompromiß, der sich aus der Abwägung verschiedener Notwendigkeiten ergibt.

2. Die Aufgliederung von Hirnfunktionen

Nach dieser allgemeinen Einleitung möchte ich auf das Thema meines Vortrages kommen und werde hier versuchen, einiges explicit zu machen, was in den einleitenden Gedanken angeklungen oder gefragt worden ist.

Die Versuche einer Lokalisation geistiger Funktionen im Gehirn gehen zurück bis in das Altertum, und das Wissen darum drückt sich in der Umgangssprache aus. Wir sagen, einer habe ein gutes oder schlechtes Gehirn, wenn wir seine Intelligenz meinen. Dabei taucht von jeher und bis heute das Problem auf, daß das Organ Gehirn und sein funktionell-anatomischer Aufbau, also seine Physik, nicht mit dem, für das es notwendig ist, nämlich der geistigen Leistung, identisch sind. Aus der Physik des Gehirns läßt sich Geist nicht ableiten, ebenso wenig wie sich das Programm einer Radiostation aus der Physik des Senders, des Radios oder der Wellenlänge ableiten läßt. Geist, bewußte Erfahrung, Gefühl und Handeln sind keine physikalischen Dimensionen und lassen sich mit physikalischen Methoden nicht messen. Doch wird die Erforschung des Gehirns die Bedingungen der Möglichkeit von Geist und von mentalen Funktionen aufzuklären helfen. Damit bezieht sie auch die mentalen Prozesse in den Bereich der Natur und damit der Naturforschung ein. Allerdings muß man sich vor der Erwartung hüten, man könne mentale Prozesse als solche erst dann verstehen, wenn man den Apparat, der für sie notwendig ist, vollständig analysiert hat. Das Nachdenken des Menschen über sich selbst und seine Bestimmung hat es gerade an sich, daß er sich so versteht und analysiert, wie er die Welt, sich und sein Denken erlebt. Dieses Erleben aber ist eine andere Ebene als die der Analyse der Mechanismen, die dies Erleben möglich machen.

Die Erkenntnis, daß das Gehirn kein undifferenziertes *sensorium commune* ist, sondern daß bestimmte Teile für bestimmte mentale Teilfunktionen notwendig sind, dämmerte erst gegen Ende des 18. Jahrhunderts. Sie wurde zur Gewißheit in der Mitte des 19. Jahrhunderts durch die Lokalisation einer umschriebenen Hirnregion im linken Frontallappen, deren Zerstörung durch einen Schlaganfall bei einem Patienten zu einem Verlust bestimmter Aspekte der Sprache, eben zu der nach dem beobachtenden Arzt benannten Broca'schen oder motorischen Aphasie führte. Man mag sich fragen, warum es so lange gedauert hat, bis dieser Schluß erst

1864 möglich wurde. Dies hängt wohl damit zusammen, daß Menschen sich zwar verschiedene Eigenschaften und Zustände der Seele wie Güte, Bosheit, Nächstenliebe, Misanthropie einerseits, oder Glück, Melancholie, Schlaf und Traum andererseits vorstellen konnten, so wie diese sich in ihrem Erleben darstellen. Immer war hier aber die Seele als ganzes betroffen. Die Vorstellung jedoch, daß diese Seele sich in Teilfunktionen zerlegen läßt, war unvorstellbar, weil nicht erlebbar. Sie war ein Tabu. Broca mußte also eine tabuisierte Vorstellung mentaler Funktionen durchbrechen. Sigmund Freud, der übrigens zuerst über Aphasien gearbeitet und hier wichtige Beiträge geliefert hatte, hat wenig später dies Tabu auch im Bereich des triebhaften Unbewußten aufzubrechen versucht, indem er die Bedeutung einzelner Triebelemente für den Zustand der Seele zu analysieren begann.

Seit Broca's Zeiten hat gerade die Analyse von Krankheitssymptomen nach umschriebenen Läsionen des Nervensystems unser Verständnis für die funktionelle Organisation des Gehirns soweit vorangetrieben, daß nun Modelle entwickelt werden konnten, die einer experimentellen Prüfung zugänglich sind und bis in den zellulären und molekularen Bereich hinein untersucht werden können.

3. Die Elemente von Hirnfunktionen

Die kleinsten zellulären Bauelemente des Nervensystems sind die Nervenzellen oder Neurone, die wiederum mit anderen Nervenzellen über Kontaktstellen, die Synapsen, in Verbindung stehen und somit zu kleinen Neuronenaggregaten oder -netzwerken zusammengeschaltet sind. Diese kleinsten Elemente sind elektrisch erregbar und senden elektrische Impulse aus, die Aktionspotentiale. Sie haben ein elektrisches Potential, das durch Aufrechterhaltung eines Ionengradienten über die Zellmembran entsteht. Dennoch erfolgt die Erregungsübertragung im Nervensystem auf chemischem Weg. Durch die Ionenverschiebungen während eines Aktionspotentials in einer Nervenfaser wird an der Kontaktstelle zwischen deren Endigung und der ihr nachgeschalteten Nervenzelle, der Synapse, eine Substanz freigesetzt, die die Ionenpermeabilitäten der letzteren in Richtung Erregung oder Hemmung verschiebt.

Die Membranen von Nervenzellen bestehen im wesentlichen aus Lipiden, in die Proteine in teilweise komplexer Weise eingeflochten sind. Eine Reihe von diesen bildet die Eintritts- und Austrittspforten für verschiedene Ionen, jeweils spezifisch für einzelne Ionenarten. Diese Ionenpforten oder -kanäle öffnen oder schließen sich mit einer bestimmten Rate, die entweder von der elektrischen Membranspannung abhängig ist oder durch Koppelung mit einem Transmittermolekül entsprechend einer Enzymsubstratkoppelung vorübergehend verändert werden kann. So unterscheiden wir zwischen spannungsabhängigen Kanälen und Rezeptorkanälen.

Mit Hilfe neuer Techniken, besonders der sogenannten Patch-clamp Technik, die im wesentlichen in unserem Institut von Herrn Neher und Herrn Sakmann entwickelt wurde, ist es jetzt möglich, die entsprechenden Vorgänge an isolierten Nervenzellen bzw. im frisch isolierten Gewebeverband *(brain slices)* direkt zu registrieren. Somit können die Erregungsprozesse der Nervenzellmembran an einzelnen Molekülen, eben den Ionenkanälen, beobachtet und ihre Beeinflußbarkeit durch Pharmaka oder körpereigene Substanzen direkt untersucht werden. Hier ist die Hirnforschung konsequent den reduktionistischen Weg von der Beobachtung des gesamten Systems bis zur Analyse seiner zellulären und subzellulären Elemente gegangen, dort, wo die Erregungen entstehen, deren Zusammenspiel schließlich mentale Prozesse möglich macht.

Die kleinsten Bauelemente des Nervensystems, also die Neurone, sind kleine Rechenelemente. Sie empfangen erregende und hemmende Signale von anderen Nervenzellen und verrechnen sie miteinander. Wenn die Summe dieser Signale eine gewisse Schwelle erreicht hat, entsteht ein Aktionspotential, das sich über den Nervenfortsatz (oder Axon) wie ein Lauffeuer fortpflanzt bis zum Terminationsort der Faser, wo sie über eine Synapse mit anderen Nervenzellen (oder Muskel- oder Drüsenzellen) in Kontakt steht. Der Nervenimpuls führt an der Synapse zur Freisetzung einer Überträgersubstanz (Transmitter), die das Signal auf die nächste Zelle überträgt, die es wiederum mit Signalen aus anderen Nervenzellen verrechnet. Wenn eine bestimmte Schwelle erreicht worden ist, sendet die Zelle selbst ein Signal aus oder moduliert ihre Aktivität. Sie meldet damit ihren eigenen Erregungszustand an nachgeschaltete Elemente.

Doch sind Nervenzellen nicht nur passive Signalüberträger, sondern ihre Signalübertragungseigenschaften verändern sich „im Gebrauch". Denn der Übertragungsprozeß selbst löst wiederum intrazelluläre Signale aus, die – primär in Gang gebracht durch aktivitätsbedingte Veränderungen der intrazellulären Ca^{++}-Konzentration – über *second and third messenger*-Systeme die Erregbarkeit der betroffenen Nervenzelle bzw. der jeweiligen Kontaktstelle (Synapse) für längere Zeit verändern. Jedes einzelne Schaltelement hat also ein Gedächtnis. Auf diese Weise wird aber die Signalübertragung und -verarbeitung nicht nur in dem betroffenen Element, sondern in noch größerem Ausmaß in dem neuronalen Netz verändert, in das das Einzelelement eingebettet ist.

Das Nervensystem ist damit in gewissen Grenzen plastisch, wobei diese Plastizität sowohl hinsichtlich des Lebensalters als auch hinsichtlich der betroffenen Strukturen großen Variationen unterworfen ist. Die Orte und Subsysteme, deren Plastizität in der postembryonalen Entwicklung eine besondere Bedeutung für das spätere Verhalten, also für die Leistung des gesamten Nervensystems und das Gedächtnis im besonderen haben, lassen sich jedoch nur im intakten Nervensystem und nach gezielten Läsionen im Tierversuch bestimmen, geleitet auch und immer wieder kontrolliert von Beobachtungen der menschlichen Pathologie.

4. Ein Beispiel aus der Krankheitsforschung: Die Alzheimer'sche Erkrankung

Ich möchte dies an einem Beispiel der menschlichen Pathologie verdeutlichen. Die Alzheimer'sche Erkrankung, die senile und präsenile Demenz, ist vorwiegend von einer zunehmenden Störung der Gedächtnisleistungen geprägt. Dies führt zu einer Anpassungsstörung des Nervensystems gegenüber der sich ständig verändernden Welt. Einerseits häufen sich Hinweise, daß der Krankheit primär eine Störung desjenigen genetischen Apparates zugrundeliegt, dem die Regulation des Auf- und Abbaus eines bestimmten Proteins obliegt, des Amyloids. Das hierfür verantwortliche Gen konnte mit molekularbiologischen Methoden im Chromosom 21 lokalisiert werden (*Bayreuther* und Mitarbeiter). Allerdings wissen wir noch wenig darüber, warum die Ablagerung von Amyloid derartig deletäre Folgen für die Signalübermittlung, die Verkrüppelung (Fibrillenknäuel) und das schließliche Absterben von Nervenzellen hat. Auch ist noch ungewiß, ob sich hieraus unmittelbare therapeutische Konsequenzen ableiten lassen.*

Doch wissen wir andererseits, daß bei der Alzheimer'schen Erkrankung ein spezielles Transmittersystem, nämlich das cholinerge System des basalen Vorderhirns, besonders betroffen ist. Dessen anatomische Organisation ist zwar durch Untersuchungen an Katzen und Affen weitgehend aufgeklärt, doch ist noch wenig bekannt, wie es auf die Neurone in der Hirnrinde wirkt, abgesehen davon, daß es nach Läsion dieses Systems bei Tieren zu Störungen des Lernens kommt, die durch Gabe von Acetylcholin-Agonisten vorübergehend weitgehend behoben werden können. Inwieweit sich hieraus Ansätze zu einer jedenfalls symptomatischen Therapie ergeben, hängt von weiteren Erkenntnissen über die Wirkmechanismen dieses Systems ab. Hier ist es sinnvoll, auch *in vitro-assays* heranzuziehen, um in definierter Weise bestimmte Funktionen dieses Systems auf dem zellphysiologi-

---

* *Anmerkung bei der Korrektur:* Seit Abfassung dieses Vortrages ist es einer Gruppe von Molekularbiologen gelungen, durch Eingriffe am Genom sogenannte transgene Mäuse zu züchten, die vermehrt Amyloid im Nervensystem ablagern. Ein solches Krankheitsmodell am Tier wird zur Aufklärung der hier aufgeworfenen Fragen und vor allem auch zur Entwicklung therapeutischer Maßnahmen beitragen können.

schen Niveau, wie z. B. Erregbarkeit oder Transmitterfreisetzung, zu charakterisieren.

Ähnliches gilt auch für ein anderes sekundär betroffenes Zellsystem bei der Alzheimer'schen Erkrankung. Neurone, die das Peptid Galanin produzieren, vermehren sich im Degenerationsbereich *(Chan-Palay)*. Es ist möglich, daß die Überproduktion dieses Peptids zu den Symptomen der Krankheit beiträgt, so daß sich hier vielleicht eine therapeutische Konsequenz durch Blockierung dieser abnormen Peptidproduktion ergeben könnte.

Schließlich finden sich bei der Alzheimer'schen Erkrankung die allgemeinen pathologischen Veränderungen besonders frühzeitig und deutlich in der temporobasalen Hirnrinde ausgeprägt, also in einem Bereich des Gehirns, der bisher vor allem als Bindeglied zwischen dem sogenannten Neocortex und dem limbischen System galt. Er liegt somit zwischen jenem Teil des Nervensystems, das über seine Ein- und Ausgänge mit der Außenwelt in Verbindung steht und damit für Wahrnehmen und Handeln zuständig ist (Neocortex), und jenem, das innere Zustände des Subjekts repräsentiert, die wir unter dem Begriff der Emotionalität und Aufmerksamkeit grob zusammenfassen können (limbisches System). Auf Grund vereinzelter Beobachtungen bei Menschen wurde dieses Gebiet immer wieder mit Gedächtnisfunktionen in Verbindung gebracht. Das ihm nachgeschaltete Gebiet, der Hippocampus, zeichnet sich sogar durch besonders ausgeprägte Plastizität seines neuronalen Netzwerkes aus, dessen funktionelle Plastizität (Langzeit-Potenzierung, *long term potentiation*) als ein zelluläres Gedächtnismodell intensiv untersucht wird. Doch haben unsere Registrierungen der Aktivität von Neuronen in diesem temporo-basalen Cortex bei Affen während des Lernens und in bestimmten Verhaltenssituationen gezeigt, daß hier nicht die zu lernende oder gelernte Information abgespeichert ist. Neuronale Aktivierungen scheinen hier vielmehr Bezüge zwischen der Außenwelt des Subjekts und seinen inneren Zuständen, also Erwartung, Aufmerksamkeit, Emotionalität, zu repräsentieren. Die Koppelung dieser Signale mit jenen, die (im Neocortex) die Objekte der Wahrnehmung und des Handelns repräsentieren, stellt einen Zusammenhang her, der dem Wahrnehmungsobjekt erst Sinn und Bedeutung für das Verhalten gibt. Wenn dies System gestört oder lädiert ist, fühlt sich das Subjekt in seiner Umwelt verloren, kann die Beziehungen zwischen sich und der Umwelt nicht mehr erfassen und deuten. Gerade derartige Zusammenhänge oder Assoziationen spielen aber eine große Bedeutung für das Gedächtnis.

Auf diese Weise wird das Erscheinungsbild der Alzheimer'schen Erkrankung durch den bevorzugten Befall einzelner Subsysteme des Gehirns geprägt. Wir sehen am Beispiel dieser Erkrankung, daß sich bei deren Erforschung die Beobachtungen am ganzen System, an Einzelsystemen und an den Einzelelementen bis in den molekularen und molekulargenetischen Bereich gegenseitig ergänzen.

5. Rezeptorspezifität

Diese Vernetzung von Forschungsansätzen auf der zellulären und der Systemebene sei noch an einem anderen Beispiel erläutert, bei der das Phänomen jedoch zuerst im reduzierten System, *in vitro*, entdeckt wurde. Wir hatten in Abschnitt 3 erwähnt, daß Erregungen von einer Nervenzelle zur anderen durch chemische Signale übertragen werden. Diese werden an der Synapse durch Aktionspotentiale der zuführenden Nervenfaser freigesetzt und führen an den Rezeptoren des nachgeschalteten Neurons zu Veränderungen der Leitfähigkeit für bestimmte Ionen und damit des Membranpotentials. Nun hat sich bei der biochemisch-pharmakologischen Analyse auf zellulärem Niveau herausgestellt, daß für ein und denselben synaptischen Botenstoff (Transmitter) durchaus verschiedene Rezeptoren an der postsynaptischen Neuronenmembran vorhanden sein können, die jeweils wiederum mit anderen Ionenkanälen gekoppelt sind. Dies gilt für excitatorische Transmitter wie Acetylcholin und Glutamat ebenso wie für inhibitorische Transmitter wie Gammaaminobuttersäure (GABA). Die einzelnen Rezeptorentypen sind durch besondere Affinität zu bestimmten körpereigenen oder körperfremden Substanzen ausgezeichnet und lassen sich mit Hilfe dieser festen Bindung auch identifizieren und isolieren. (Einige dieser Substanzen werden übrigens auch in der Natur von Tieren als Giftstoffe zur Lähmung oder Tötung von Beutetieren verwendet.) Je nachdem, durch welche Substanz die Wirkung des jeweiligen biologischen Transmitters nachgeahmt oder blockiert werden kann, spricht man z. B. von nikotinischen oder muskarinischen Acetylcholinrezeptoren, von Quisqualat-, Cainat- oder Methyl-aspartat (NMDA)-Glutamatrezeptoren, oder von GABA-A und GABA-B-rezeptoren. Im isolierten Hirnschnitt, also *in vitro*, lassen sich die molekularen und ionalen Prozesse, die durch die Aktivierung oder Blockierung einer dieser Rezeptoren ausgelöst werden, und die Eigenschaften der zuständigen Ionenkanäle charakterisieren.

Im Falle der Glutamatrezeptoren verdichteten sich in den letzten Jahren Hinweise dafür, daß die Aktivierung des sogenannten NMDA-Rezeptors und die damit verbundenen ionalen Prozesse wie vor allem der Ca^{++}-Einstrom im Mg^{++}-freien Medium, eine intrazelluläre Signalkette auslösen, die die Erregbarkeit, also das „Gedächtnis" der so aktivierten Zelle besonders nachhaltig beeinflussen. Diese Beobachtung führte zu der Hypothese, daß dieser Rezeptor in besonderem Maß für die Plastizität des Nervensystems in der frühen postnatalen Phase, seine normale Anpassung an die Umwelt und seine krankhafte Anpassung an pathologische Zustände, wie z. B. bei der Epilepsie, verantwortlich sein könnte. Zur Überprüfung dieser Hypothese mußte aber das ganze Gehirn im Lern- und Verhaltensversuch am intakten Tier gefragt werden, und solche Untersuchungen haben in der Tat die Vermutung weiter unterstützt, daß der NMDA-Rezeptor an diesen normalen und pathologischen Prozessen der Plastizität beteiligt ist. Inwieweit er auch beim normalen Lernen eine Rolle spielt, muß zur Zeit noch offengelassen werden.

6. Verteilung von Funktionen in der Hirnrinde als Bedingungen mentaler Leistungen

Mit diesen Exkursen in die Krankheits- und Rezeptorforschung des Gehirns sollte die Verflechtung verschiedener methodischer Ansätze bei der Erforschung des Gehirns aufgezeigt werden. Beide Wege, der vom Ganzen in seine Teile *(top-down)* und der von den Einzelteilen zum Gesamtsystem *(down-up)* ergänzen sich ständig und sind aufeinander angewiesen. Lassen Sie uns jetzt aber noch einmal zu unserem ersten Beispiel zurückkehren, bei dem sich die Frage nach der Kompartmentalisierung mentaler Funktionen stellte (s. Abschnitt 2). Eine solche Kompartmentalisierung ist an sich durchaus nachvollziehbar, wenn wir die verschiedenen Teilfunktionen unseres Gehirns betrachten, also z. B. die motorische Kontrolle der rechten oder der linken Körperhälfte, das Sehen, das Hören etc. Sie entzieht sich aber andererseits unserem Selbstverständnis, das ja gerade ein *sensorium commune* suggeriert oder, in Kant's Terminologie, ein einheitliches Bewußtsein unserer selbst, in dem alle Teilaspekte des Bewußtseins vereinigt sind. Wir hatten eingangs festgestellt, daß für bestimmte mentale Funktionen bestimmte Abschnitte der Hirnrinde notwendige Bedingung sind. Wir wollen uns daher jetzt ein wenig genauer mit der Hirnrinde beschäftigen.

Die Hirnrinde ist der Teil des Gehirns, der sich in der Evolution erst bei den Mammaliern voll entwickelt hat. Sie kontrolliert, sozusagen als Überstruktur, alle bereits früher realisierten und in der Evolution weitergereichten unteren neuralen Kontrollsysteme des Organismus. Diese corticale Kontrolle ist bei niederen Säugetieren noch locker und zum Teil entbehrlich, bei subhominiden Primaten nur teilweise oder gar nicht durch die unteren Kontrollsysteme ersetzbar, und beim Menschen ist sie unabdingbare Voraussetzung für alle perzeptorischen und kognitiven Leistungen, für Handeln und Denken. Wie erwähnt, ist die Hirnrinde in Bereiche (Felder) aufgeteilt, die jeweils für bestimmte Funktionen notwendig sind und deren Aktivität darüberhinaus bestimmte Erlebnisinhalte oder Handlungsabläufe repräsentiert. Elektrische Reizung z. B. desjenigen Gebietes der Hirnrinde, das mit dem Auge verbunden und somit für das Sehen verantwortlich ist, führt zum Erleben oder Wahrnehmen von Lichtsignalen, wenn auch relativ undifferenziert. Entsprechendes gilt auch für eine elektrische Reizung der Hörrinde, und bei Reizung des motorischen Areals kommt es zur Kontraktion der von hier aus innervierten Muskeln. Bestimmte Funktionen sind also an bestimmte Orte in der Hirnrinde gekoppelt, und die Funktionen des Gesamtorganismus sind über die gesamte Hirnrinde verteilt. Technisch würde man von einem „distributed system", einem verteilten System sprechen.

Die Organisation der Hirnrinde, die beim Menschen immerhin fast ⅓ qm Fläche ausmacht, ist jedoch in allen Teilgebieten prinzipiell nach dem gleichen Bauplan konstruiert. Verschiedene Felder mögen gewisse Abweichungen von diesem Bauplan aufweisen, bedingt weitgehend durch die besonderen anatomisch-funktionellen Verbindungen des jeweiligen Bereichs. Während das Detailbild des corticalen Neuronennetzes zunächst verwirrend aussieht, läßt sich doch auf Grund anatomischer und neurophysiologischer Untersuchungen der prinzipielle Bauplan gut erkennen. Er weist eine im wesentlichen moduläre Organisation auf. Darunter verstehen wir, daß bestimmte Eingänge, also afferente Nervenfasern, innerhalb des Cortex in einem begrenzten Bereich mit bestimmten Neuronen der Hirnrinde in Kontakt treten, daß jeweils verschiedene Klassen oder Typen von Neuronen ihre Fortsätze über einen bestimmten lokalen Bereich innerhalb der Hirnrinde ausdehnen, und daß ihre Axone entweder nur innerhalb der Hirnrinde terminieren oder aber ihr Areal verlassen und entweder in andere Rindenabschnitte, über sogenannte Assoziationsfasern, oder aus der Hirnrinde heraus in weiter peripher liegende Systeme der senso-motorischen Kontrolle projizieren. Andere moduläre Parameter sind die örtliche Verteilung inhibitorischer und excitatorischer Verbindungen und eine zunehmende Vielfalt spezieller Transmittersysteme in der Hirnrinde.

Auf diese Weise ist jeder Bereich der Hirnrinde in komplexer Weise lokal vernetzt, darüber hinaus aber auch mit je anderen corticalen Feldern. Die Signalausgänge aus den verschiedenen Feldern wiederum konvergieren auf der unteren Koordinationsebene der senso-motorischen Verhaltenskontrolle und werden hier miteinander korreliert. Trotz dieser in ihrem Prinzip verstehbaren Organisation kann man sich ein Bild von der tatsächlichen Komplexität dieser Neuronverschaltungen machen, wenn man sich klarmacht, daß in jeden Quadratmillimeter Hirnrinde etwa 100 000 Nervenfasern ein- oder austreten, also insgesamt beim Menschen etwa 20–25 Milliarden.

Aus dem bisher gesagten ergibt sich, daß die besondere Funktion eines jeden Abschnittes der Hirnrinde nicht so sehr durch die lokale innere Organisation gegeben ist, denn die ist ja allgemein. Vielmehr sind es die Verbindungen der einzelnen Felder mit bestimmten Eingangs- und Ausgangsstrukturen des Nervensystems, also Eingänge aus bestimmten Sinnesorganen oder -systemen und Ausgänge in bestimmte Exekutionssysteme der Motorik oder in bestimmte innere Regulationssysteme, die einen umschriebenen Bereich der Hirnrinde gegenüber einem anderen auszeichnen. Sinnesorgane sind nun derart mit der Hirnrinde verbunden, daß die jeweilige Sinnesoberfläche auf der Cortexoberfläche, wenn auch bis zu einem gewissen Grade verzerrt, topologisch ausgebreitet ist. Das heißt, daß Punkte, die auf der Sinnesoberfläche nebeneinander liegen, auch im Cortex nebeneinander liegen. Doch werden hier Erregungen benachbarter Punkte auf Grund der lokalen Vernetzung miteinander in Beziehung gesetzt, woraus sich die Eigenschaft der Kooperativität ergibt. Sie führt dazu, daß bestimmte Reizkontraste besonders stark hervorgehoben werden. Das gleiche trifft, *ceteribus paribus*, für die motorische Hirnrinde zu, wo das periphere Bewegungssystem landkartenartig ausgebreitet ist. Ähnlich wie in topographischen Landkarten werden auch besondere lokale Merkmale eines Reizes in den corticalen Karten getrennt dargestellt, zwar nicht durch verschiedene Symbole wie die für Laub- und Nadelwald, aber durch die Aktivierung je verschiedener Neuronengruppen: So finden wir im visuellen Cortex eine Gruppe von Neuronen, die nur durch die Konturen eines komplexen Reizes erregt wird, und andere, die spezifisch auf bestimmte spektrale Eigenschaften, also die Farbe eines Reizes, oder auf bestimmte Texturmerkmale reagieren, und schließlich wieder andere, die besonders durch bewegte Reize in Aktivität versetzt werden.

Auf Grund neurologischer und physiologischer Befunde nahm man bis vor zwanzig Jahren an, daß jedes Sinnesorgan und das motorische System nur einmal in der Hirnrinde repräsentiert seien. Das die jeweilige Landkarte unmittelbar umgebende Gebiet wurde als psychosensorisches, also im visuellen Bereich als psycho-visuelles oder im auditorischen Bereich als psycho-akustisches Gebiet bestimmt. Denn Zerstörung dieser Gebiete bei Tier und Mensch führte nicht einfach zum Nicht-Wahrnehmen, sondern zu eigenartigen Störungen des Erkennens, zu einer Unfähigkeit, das Wahrgenommene in einen Sinnzusammenhang zu bringen und mit Begriffen zu belegen. Man sprach von psychischer Blindheit, denn „Vorstellungen ohne Begriffe sind blind", wie der Philosoph sagt. Der Neurologe spricht von Agnosien. Wie diese Umwandlung von Sinnesreizen in ein Erkenntnis- und Urteilsschema erfolgt, war unklar. Es hat sich jedoch in den letzten zehn Jahren herausgestellt, daß jedes Sinnesorgan auf dieser Landkarte der Hirnrinde mehrfach dargestellt ist. Einmal, auf der primären Karte, sehr genau und mit allen Merkmalen lokal getrennt, dann aber auf den weiteren Karten zunehmend ungenau. Hier empfangen einzelne Zellen nicht mehr Erregung von nur einem Punkt des Sinnesorganes, sondern von einem größeren Bereich. Wir sagen, die rezeptiven Felder einzelner Neurone werden größer. Bilder der Umwelt stellen sich also nicht mehr mit hoher spatialer Auflösung, mit feinem Korn, dar, sondern grobkörnig und unscharf. Andererseits reagieren in einigen Hirnrindenfeldern Neurone besonders stark auf einige globale oder komplexe Merkmale eines Reizes. So zum Beispiel im visuellen Bereich auf Texturen mit bestimmten Eigenschaften, auf Farben oder vorwiegend auf bewegte Objekte. Im Hörbereich lassen sich beim Menschen in solchen zusätzlichen auditorischen Feldern Neurone finden, die nicht oder kaum auf reine Töne reagieren, aber deutlich auf bestimmte Phonemsequenzen der Sprache oder gar auf besondere Silbenkombinationen.

Es scheint zunächst also so, als ob aus der Detaildarstellung eines Sinnesreizes, die in den jeweiligen Primärfeldern der entsprechenden Sinnesprojektion durch örtlich und zeitlich verteilte Aktivitätsmuster repräsentiert ist, bestimmte globale Merkmale zusammengefaßt und unter Vernachlässigung spatialer Beziehungen nochmals getrennt abgebildet werden. In der Regel sind solche Einzelmerkmale aber auch in höheren corticalen Rindenabschnitten nicht isoliert dargestellt, sondern meist vermischt mit anderen, ähnlich wie in der primären Area, nur eben mit gröberer spatialer Auflösung. Dies bedeutet, daß die visuelle Umwelt hinsichtlich der Konturen und Ortskoordinaten sehr verwaschen – wie durch eine defokussierte Linse – dargestellt erscheint, während auditorische Reize hinsichtlich der Tonhöhenfrequenz ungenau repräsentiert werden, unter Betonung anderer Reizaspekte. In noch weiter entfernt liegenden, man sagt gerne höheren, visuellen Regionen, so z. B. im Temporallappen von Affen, gibt es sogar Neurone, die zum Beispiel fast ausschließlich durch Gesichter aktiviert werden, allerdings weitgehend unabhängig davon, zu wem das Gesicht gehört und ob es sich um das eines Menschen oder Tieres handelt (*Perret* und *Rolls*). Daneben liegen Neurone, die durch andere Objekte erregt werden. Hieraus wurde oft auf eine sequentielle Informationsverarbeitung im Gehirn geschlossen, vom speziellen zum allgemeinen, von der Wahrnehmung und Vorstellung zum Begriff. Dies entspricht bis zu einem gewissen Grade unserer eigenen, auf Introspektion beruhenden Vorstellung kognitiver Prozesse.

In Muster-erkennenden Computersystemen wird diese sequentielle Strategie der Objektidentifikation in der Tat auch angewandt. Das Objekt wird in verschiedene lokale und globale Merkmale zerlegt, diese werden mit bestimmten Begriffen belegt und letztere zu Oberbegriffen zusammengefaßt. Doch anders als in solchen seriell arbeitenden Computermodellen reagieren die verschiedenen Merkmalspezifischen Neuronengruppen bei Angebot eines bestimmten Komplexreizes fast gleichzeitig. Es handelt sich also um ein System von parallel angeordneten Filtern, die allerdings über Assoziationsfasern miteinander vernetzt sind und auf diese Weise nicht unabhängig voneinander reagieren. Da die einzelnen Informationsfilter, also die entsprechenden Neuronengruppen in den verschiedenen Repräsentationsfeldern eines Sinnesorgans, relativ breitbandig sind und damit auf ein breites Spektrum von Merkmalen reagieren, gibt die Aktivierung einer Gruppe von Neuronen in einem umschriebenen Feld nur einen groben Klassifikationshinweis. Erst das Gesamtbild der Erregungsverteilung über die vielen Repräsentationen eines Sinnesorganes in der Hirnrinde ermöglicht die eindeutige Identifikation eines Reizes. In Computersystemen würde man von einem parallel ausgelegten modulären Netzwerksystem sprechen.

Es sind jedoch nicht nur die objektiven Merkmale einer Reizsituation, die durch die Aktivität eines Neurons repräsentiert werden. Vielmehr gibt es Regionen der Hirnrinde, in denen Aktivierungen daran gekoppelt sind, ob ein Reiz von dem Subjekt beachtet wird oder nicht. Der von außen angebotene Reiz wird hier also mit einem inneren Zustand des Gehirns, mit Aufmerksamkeit, Erwartung oder Angst gekoppelt. Erst dadurch erhält er Bedeutung.

Bei der Beschreibung von Erregungsprozessen, die bei einer Wahrnehmung über die Hirnrinde verteilt sind, wird man immer wieder Begriffe benutzen müssen, die dem Bereich der phänomenologischen Beschreibung unserer Erlebnisinhalte, also der Psychologie entlehnt sind, wie Bewußtsein, Wahrnehmung, Aufmerksamkeit, Erwartung usw. Dabei begeht man jedoch den erkenntnistheoretischen Fehler, die Aktivitäten einzelner Neurone mit psychologischen Begriffen zu belegen. Es ist schwer, diesen Fehler zu vermeiden, doch muß man ihn als solchen erkennen. Denn neuronale Aktivität an sich konstituiert noch nicht Wahrnehmung oder Bewußtsein. Nimmt man zum Beispiel eine elektrische Reizung der Hirnrinde beim wachen Menschen an einem Ort vor, der für die Koppelung zwischen einem gegebenen Gegenstand mit einem Wort oder Begriff notwendig ist, so kommt es nicht etwa zu einer – noch so diffusen – Vorstellung des Begriffes, sondern der Patient erlebt nur, daß er den ihm gezeigten Gegenstand nicht benennen kann. Offenbar ist die gleichzeitige Aktivierung von Neuronenaktivitäten in mehreren Feldern notwendig, um dem Bewußtsein sinnvolle Signale mitzuteilen.

7. Das Gehirn als Kontrollsystem

Um die funktionelle Organisation der Hirnrinde wirklich zu verstehen, müssen wir uns noch einmal ihrem allgemeinen Bauplan zuwenden. Wir hatten die modu-läre Organisation der Eingänge, ihre topologische Anordnung und Vernetzung hervorgehoben. Zu der modulären Organisation der Hirnrinde gehört aber auch, daß aus jedem Punkt des Cortex efferente Fasern hinausziehen, die in bestimmte motorische Kontrollsysteme des Gehirns einmünden. Jede Erregung eines corti-calen Punktes aus einem Sinnesorgan löst also auch eine bestimmte motorische Reaktion aus. Dies gilt für alle Teile des Cortex, für die sensorischen Felder in glei-chem Maß wie für die motorischen. Nehmen wir wieder das Beispiel des Sehens: Ein neues Objekt in meinem Gesichtsfeld, besonders ein bewegtes (z. B. eine Fliege), löst unmittelbar eine Blickbewegung oder die Intention zu einer Blick-bewegung dorthin aus. Denn die durch den Sinnesreiz erregten Zellen senden ihre Signale direkt in motorische Systeme, die die Blickbewegung kontrollieren. In der Tat ist ja das Sehen kein statischer Vorgang, sondern ein aktiver Prozeß – etwa drei mal in der Sekunde verändern wir unsere Blickrichtung, unabhängig davon, ob wir ein statisches Objekt betrachten oder uns in einem Handlungsablauf befinden.

In gleicher Weise sind auch alle anderen Teile des Cortex mit bestimmten Teilen der motorischen Kontrolle verbunden. Damit repräsentiert jeder Punkt des Cortex nicht einfach ein bestimmtes Reizmerkmal, wie wir dies bisher betont hatten, sondern vielmehr eine bestimmte Reaktion auf die äußere Reizumwelt, also eine Beziehung zwischen einem bestimmten Bereich der Umwelt und dem Subjekt. Alle diese Beziehungen werden zusammengefaßt oder integriert in verschiedenen Koordinationssystemen auf unteren motorischen Exekutionsebenen im Bereich des Hirnstammes und des Rückenmarks. Hieraus resultiert, unter Berücksichtigung bestimmter Prioritäten, eine dem Reiz und den inneren Zuständen adäquate, angepaßte Handlung oder zumindest die Bereitschaft zu einer Handlung, eine Intention.

Die in dem verzweigten parallelen System der Hirnrinde repräsentierten Teilaspekte und Verzerrungen der Sinneswelt und der hierdurch ausgelösten Teilreaktionen werden also schließlich zu einer einheitlichen *Handlung* zusammengefaßt. Das Problem, das wir anfangs (s. Abschnitt 2) hatten, nämlich uns die verschiedenen *mentalen* Teilfunktionen als einheitliche Erfahrung unserer Lebenswelt vorzustellen, stellt sich hier nicht. Das Kontrollsystem Gehirn gibt der Reizsituation angepaßte Kommandos, indem es die Signale in den Milliarden von verschiedenen senso-motorischen Kontrollschleifen zu einem einheitlichen Verhalten des ganzen Organismus zusammenfaßt. *Die Teile fügen sich so in der adäquaten Reaktion zum Ganzen.*

Indem wir die Hirnrinde als ein System von senso-motorischen Reaktionsschleifen mit parallel verteilten, je verschiedenen elementaren Funktionsbezügen verstehen, haben wir allerdings den Geist, also psychologische Begriffe, aus der Maschine herausgetrieben. Begriffe wie Bewußtsein, Erleben, mentale Prozesse sind nicht erforderlich, um ein solches Kontrollsystem funktionieren zu lassen. Ja, mit einem solchen Modell kommt man sogar sehr weit bei der Erklärung von sogenannten kognitiven Funktionen und Funktionsstörungen: Ein Patient, der auf Grund einer umschriebenen Läsion im visuellen Assoziationscortex ein Objekt nicht mehr als solches erkennen kann, der also – wie der Neurologe sagt – agnostisch ist, „begreift" dieses nicht mehr. Er weiß nicht, was er damit tun oder anfangen soll. Denn das Objekt löst nicht mehr die adäquaten Handlungsanweisungen aus, da die hierfür verantwortlichen senso-motorischen Reaktionsschleifen der Hirnrinde ausgefallen sind.

Wir sind nunmehr bei einem Modell des Gehirns als Kontrollsystem angelangt, bestehend aus einer Unzahl von parallelen Eingangs- und Ausgangsschleifen, die miteinander in wechselseitiger Beziehung stehen. Jede Schleife stellt jeweils einen verschiedenen Bezug zwischen dem Subjekt und seiner Umwelt dar. Es handelt sich dabei jedoch um offene Kontrollschleifen, die erst über die Umwelt selbst geschlossen werden. In diesem Modell ist die Diversifikation von Teilbezügen kein Problem, sondern sogar notwendig. Es macht das Gehirn zum effizienten Steuersystem für das Individuum in seiner Umwelt. Es ist in seinem streng parallelen Aufbau von unendlich vielen Bezugsschleifen, die jeweils verschiedene Bezugsparameter darstellen, gleichzeitig aber auch jede einzeln die Fähigkeit zur Adaptation, also zum Lernen haben, jedem Computer weit überlegen.

8. Verteilte Hirnfunktionen und einheitliches Bewußtsein

Ein solches Modell erklärt aber weder unser bewußtes Erleben dieser Hirnprozesse, noch das zur Ganzheit zusammengefaßte einheitliche Selbstbewußtsein. In ihm stellt sich das Erleben unserer Welt derart dar, als ob über dem Ganzen noch eine Instanz angesiedelt sei, das „Ich", das die Informationen aus dem Gehirn sammelt, integriert und zu einer freien Handlung auswertet. Für eine solche integrierende Instanz gibt es keinen wissenschaftlichen Anhalt, und auch die hypothetische Annahme einer solchen *res cogitans* löst das Problem der Kombination der lokalen Prozesse zu einer einheitlichen Erfahrung nicht, selbst wenn sich dies in unserem Bewußtsein so darstellt. Für die naturwissenschaftliche Hirnforschung bleibt hier ein Rätsel, ein Mysterium. Dies ist keine Resignation – unser wissenschaftliches Weltbild kennt viele Beispiele, wo wir bestimmte Phänomene einfach als solche hinzunehmen haben; nehmen Sie z. B. die Schwerkraft.

Wenn die Hirnforschung somit bewußte Erfahrung nicht erklären kann, so kann sie doch die Bedingungen von Bewußtsein und Denken definieren. Sie kommt dabei zu dem Schluß, daß Bewußtsein, so wie wir es erleben, eng gekoppelt ist an die Fähigkeit des menschlichen Gehirns zur Transformation der Wirklichkeit in Symbole dieser Wirklichkeit. Diese symbolische Kompetenz ist zweifellos eng gekoppelt mit der linguistischen Kompetenz des menschlichen Gehirns, wenn nicht mit ihr identisch. Symbole sind aber nicht identisch mit der Wirklichkeit. Sie konstituieren jedoch eine neue Wirklichkeit, nämlich diejenige unseres Denkens, Erlebens und Handelns. Nun ergibt sich aber das Paradox, daß die Strategien des Gehirns zur Bewältigung seiner Aufgabe als zentrales Steuerorgan des Organismus, wie wir sie aus der objektiven Analyse abgeleitet haben, nicht identisch sind mit den Strategien unseres Wahrnehmens, Denkens und Handelns, wie wir sie aus dem Erleben dieser Prozesse ableiten.

Dies nun zeigt die Grenzen der Hirnforschung. Die Fähigkeit zum Denken in Symbolen der Wirklichkeit schafft eine neue Wirklichkeit, nämlich die der Vernunft, die wiederum Fragen nach der Natur der Vernunft stellt, die sie nicht beantworten kann. Denn „die menschliche Vernunft hat das besondere Schicksal in einer Gattung ihrer Erkenntnisse: daß sie durch Fragen belästigt wird, die sie nicht abweisen kann; denn sie sind ihr durch die Natur der Vernunft selbst aufgegeben, die sie aber auch nicht beantworten kann: denn sie übersteigen alles Vermögen der Vernunft" (Kant, Einleitung zur Kritik der reinen Vernunft). Die Vernunft aber stellt fest, daß die Gehirnprozesse selbst, die die Grundlage und Voraussetzung unserer Erfahrens-, Wahrnehmungs-, Erlebnis- und Handlungsfähigkeit sind, nicht identisch mit diesen sind. Mit dieser Feststellung verweist die von Gehirnprozessen abhängige menschliche Vernunft aber auch die Frage nach den Beziehungen zwischen Gehirn und Geist und damit die Frage nach der Natur von Geist und nach der Bestimmung des mit Geist begabten Menschen in den Bereich jenseits der Physik, also der *Metaphysik*.

Veröffentlichungen
der Rheinisch-Westfälischen Akademie der Wissenschaften

Neuerscheinungen 1986 bis 1991

Vorträge N Heft Nr.		NATUR-, INGENIEUR- UND WIRTSCHAFTSWISSENSCHAFTEN
344	Marianne Baudler, Köln	Aktuelle Entwicklungstendenzen in der Phosphorchemie
	Ludwig von Bogdandy, Duisburg	Kontrolle von umweltsensitiven Schadstoffen bei der Verarbeitung von Steinkohle
345	Stefan Hildebrandt, Bonn	Variationsrechnung heute
346	3. Akademie-Forum	Umweltbelastung und Gesellschaft – Luft – Boden – Technik
	Hermann Flohn, Bonn	Belastung der Atmosphäre – Treibhauseffekt – Klimawandel?
	Dieter H. Ehhalt, Jülich	Chemische Umwandlungen in der Atmosphäre
	Fritz Führ u. a., Jülich	Belastung des Bodens durch lufteingetragene Schadstoffe und das Schicksal organischer Verbindungen im Boden
	Wolfgang Kluxen, Bonn	Ökologische Moral in einer technischen Kultur
	Franz Josef Dreyhaupt, Düsseldorf	Tendenzen der Emissionsentwicklung aus stationären Quellen der Luftverunreinigung
	Franz Pischinger, Aachen	Straßenverkehr und Luftreinhaltung – Stand und Möglichkeiten der Technik
347	Hubert Ziegler, München	Pflanzenphysiologische Aspekte der Waldschäden
	Paul J. Crutzen, Mainz	Globale Aspekte der atmosphärischen Chemie: Natürliche und anthropogene Einflüsse
348	Horst Albach, Bonn	Empirische Theorie der Unternehmensentwicklung
349	Günter Spur, Berlin	Fortgeschrittene Produktionssysteme im Wandel der Arbeitswelt
	Friedrich Eichhorn, Aachen	Industrieroboter in der Schweißtechnik
350	Heinrich Holzner, Wien	Hormonelle Einflüsse bei gynäkologischen Tumoren
351	4. Akademie-Forum	Die Sicherheit technischer Systeme
	Rolf Staufenbiel, Aachen	Die Sicherheit im Luftverkehr
	Ernst Fiala, Wolfsburg	Verkehrssicherheit – Stand und Möglichkeiten
	Niklas Luhmann, Bielefeld	Sicherheit und Risiko aus der Sicht der Sozialwissenschaften
	Otto Pöggeler, Bochum	Die Ethik vor der Zukunftsperspektive
	Axel Lippert, Leverkusen	Sicherheitsfragen in der Chemieindustrie
	Rudolf Schulten, Aachen	Die Sicherheit von nuklearen Systemen
	Reimer Schmidt, Aachen	Juristische und versicherungstechnische Aspekte
352	Sven Effert, Aachen	Neue Wege der Therapie des akuten Herzinfarktes
		Jahresfeier am 7. Mai 1986
353	Alarich Weiss, Darmstadt	Struktur und physikalische Eigenschaften metallorganischer Verbindungen
	Helmut Wenzl, Jülich	Kristallzuchtforschung
354	Hans Helmut Kornhuber, Ulm	Gehirn und geistige Leistung: Plastizität, Übung, Motivation
	Hubert Markl, Konstanz	Soziale Systeme als kognitive Systeme
355	Max Georg Huber, Bonn	Quarks – der Stoff aus dem Atomkerne aufgebaut sind?
	Fritz G. Parak, Münster	Dynamische Vorgänge in Proteinen
356	Walter Eversheim, Aachen	Neue Technologien – Konsequenzen für Wirtschaft, Gesellschaft und Bildungssystem –
357	Bruno S. Frey, Zürich	Politische und soziale Einflüsse auf das Wirtschaftsleben
	Heinz König, Mannheim	Ursachen der Arbeitslosigkeit: zu hohe Reallöhne oder Nachfragemangel?
358	Klaus Hahlbrock, Köln	Programmierter Zelltod bei der Abwehr von Pflanzen gegen Krankheitserreger
359	Wolfgang Kundt, Bonn	Kosmische Überschallstrahlen
	Theo Mayer-Kuckuk, Bonn	Das Kühler-Synchrotron COSY und seine physikalischen Perspektiven
360	Frederick H. Epstein, Zürich	Gesundheitliche Risikofaktoren in der modernen Welt
	Günther O. Schenck, Mülheim/Ruhr	Zur Beteiligung photochemischer Prozesse an den photodynamischen Lichtkrankheiten der Pflanzen und Bäume (‚Waldsterben')
361	Siegfried Batzel, Herten	Die Nutzung von Kohlelagerstätten, die sich den bekannten bergmännischen Gewinnungsverfahren verschließen
		Jahresfeier am 11. Mai 1988

362	Erich Sackmann, München	Biomembranen: Physikalische Prinzipien der Selbstorganisation und Funktion als integrierte Systeme zur Signalerkennung, -verstärkung und -übertragung auf molekularer Ebene
	Kurt Schaffner, Mülheim/Ruhr	Zur Photophysik und Photochemie von Phytochrom, einem photomorphogenetischen Regler in grünen Pflanzen
363	Klaus Knizia, Dortmund	Energieversorgung im Spannungsfeld zwischen Utopie und Realität
	Gerd H. Wolf, Jülich	Fusionsforschung in der Europäischen Gemeinschaft
364	Hans Ludwig Jessberger, Bochum	Geotechnische Aufgaben der Deponietechnik und der Altlastensanierung
	Egon Krause, Aachen	Numerische Strömungssimulation
365	Dieter Stöffler, Münster	Geologie der terrestrischen Planeten und Monde
	Hans Volker Klapdor, Heidelberg	Der Beta-Zerfall der Atomkerne und das Alter des Universums
366	Horst Uwe Keller, Katlenburg-Lindau	Das neue Bild des Planeten Halley – Ergebnisse der Raummissionen
	Ulf von Zahn, Bonn	Wetter in der oberen Atmosphäre (50 bis 120 km Höhe)
367	Jozef S. Schell, Köln	Fundamentales Wissen über Struktur und Funktion von Pflanzengenen eröffnet neue Möglichkeiten in der Pflanzenzüchtung
368	Frank H. Hahn, Cambridge	Aspects of Monetary Theory
370	Friedrich Hirzebruch, Bonn	Codierungstheorie und ihre Beziehung zu Geometrie und Zahlentheorie
	Don Zagier, Bonn	Primzahlen: Theorie und Anwendung
371	Hartwig Höcker, Aachen	Architektur von Makromolekülen
372	János Szentágothai, Budapest	Modulare Organisation nervöser Zentralorgane, vor allem der Hirnrinde
373	Rolf Staufenbiel, Aachen	Transportsysteme der Raumfahrt
	Peter R. Sahm, Aachen	Werkstoffwissenschaften unter Schwerelosigkeit
374	Karl-Heinz Büchel, Leverkusen	Die Bedeutung der Produktinnovation in der Chemie am Beispiel der Azol-Antimykotika und -Fungizide
375	Frank Natterer, Münster	Mathematische Methoden der Computer-Tomographie
	Rolf W. Günther, Aachen	Das Spiegelbild der Morphe und der Funktion in der Medizin
376	Wilhelm Stoffel, Köln	Essentielle makromolekulare Strukturen für die Funktion der Myelinmembran des Zentralnervensystems
377	Hans Schadewaldt, Düsseldorf	Betrachtungen zur Medizin in der bildenden Kunst
378	6. Akademie-Forum	Arzt und Patient im Spannungsfeld: Natur – technische Möglichkeiten – Rechtsauffassung
	Wolfgang Klages, Aachen	Patient und Technik
	Hans-Erhard Bock, Tübingen, Hans-Ludwig Schreiber, Hannover	Patientenaufklärung und ihre Grenzen
	Herbert Weltrich, Düsseldorf	Ärztliche Behandlungsfehler
	Paul Schölmerich, Mainz	Ärztliches Handeln im Grenzbereich von Leben und Sterben
	Günter Solbach, Aachen	
379	Hermann Flohn, Bonn	Treibhauseffekt der Atmosphäre: Neue Fakten und Perspektiven
	Dieter Hans Ehhalt, Jülich	Die Chemie des antarktischen Ozonlochs
380	Gerd Herziger, Aachen	Anwendungen und Perspektiven der Lasertechnik
	Manfred Weck, Aachen	Erhöhung der Bearbeitungsgenauigkeit – eine Herausforderung an die Ultrapräzisionstechnik
381	Wilfried Ruske, Aachen	Planung, Management, Gestaltung – aktuelle Aufgaben des Stadtbauwesens
382	Sebastian A. Gerlach, Kiel	Flußeinträge und Konzentrationen von Phosphor und Stickstoff und das Phytoplankton der Deutschen Bucht
	Karsten Reise, Sylt	Historische Veränderungen in der Ökologie des Wattenmeeres
383	Lothar Jaenicke, Köln	Differenzierung und Musterbildung bei einfachen Organismen
	Gerhard W. Roeb, Fritz Führ, Jülich	Kurzlebige Isotope in der Pflanzenphysiologie am Beispiel des 11_C-Radiokohlenstoffs
384	Sigrid Peyerimhoff, Bonn	Theoretische Untersuchung kleiner Moleküle in angeregten Elektronenzuständen
	Siegfried Matern, Aachen	Konkremente im menschlichen Organismus: Aspekte zur Bildung und Therapie
385	Parlamentarisches Kolloquim	Wissenschaft und Politik – Molekulargenetik und Gentechnik in Grundlagenforschung, Medizin und Industrie
386	Bernd Höfflinger, Stuttgart	Neuere Entwicklungen der Silizium-Mikroelektronik
387	János Kertész, Köln	Tröpfchenmodelle des Flüssig-Gas-Übergangs und ihre Computer-Simulation
388	Erhard Hornbogen, Bochum	Legierungen mit Formgedächtnis
389	Otto D. Creutzfeldt, Göttingen	Die wissenschaftliche Erforschung des Gehirns: Das Ganze und seine Teile

GPSR Compliance

The European Union's (EU) General Product Safety Regulation (GPSR) is a set of rules that requires consumer products to be safe and our obligations to ensure this.

If you have any concerns about our products, you can contact us on

ProductSafety@springernature.com

In case Publisher is established outside the EU, the EU authorized representative is:

Springer Nature Customer Service Center GmbH
Europaplatz 3
69115 Heidelberg, Germany

www.ingramcontent.com/pod-product-compliance
Lightning Source LLC
LaVergne TN
LVHW060146080526
838202LV00049B/4099